DIETA SIRT

La dieta migliore per perdere peso velocemente, bruciare i grassi in eccesso e regolare il metabolismo

(Ricette senza glutine sirt foods per principianti senza olio raffinato e zucchero)

Federico Casagrande

Tabella Dei Contenuti

Introduzione...1

Capitol 1: I Principi Della Dieta Sirt.......................4

Esercizio Fisico Durante Le Prime Settimane Di
Dieta..5

Quando La Dieta Si Trasforma In Uno Stile Di
Vita...6

La Dieta Sirt: Adatta Solo Per Le Donne?.............8

In Che Modo Questa Dieta È Diversa?.....................9

Capitolo 2: Cosa Ha In Serbo Per Te La Dieta
Sirt?..10

Benefici Della Dieta Sirt...10

In Che Modo La Dieta Sirt È Diversa Dalle Diete
Tradizionali?..13

Questa Dieta È Giusta Per Te?................................15

Capítulo 3: La Scienza Dietro La Dieta Sirt.......18

Capitol 4: Piano Settimanale Di Quattro Settimane...39

Capitol 5: Cipolla-Una Guida Per Cuochi Creativi 42

Capitol 6: Come Scegliere Una Cipolla...............45

Quanto È Forte La Tua Cipolla?...........................49

Diverse Forme Di Cipolle 50

Cucinare Le Cipolle 53

Le Cipolle Possono Essere Cotte In Sei Modi:...53

Imbiondite:...53

Rosolate:...54

Grigliate:...56

Marinate O Sottaceto:...57

Capitolo 7: I Cibi Sirt 60

Capitol 8: Ripartizione Delle Sostanze Nutritive 73

Capitol 9: Dieta Sirt Ed Esercizio Fisico.............87

Quando La Dieta Si Trasforma In Uno Stile Di Vita...88

Capitolo 10: Decifrare Il Significato Della Dieta Sirt..93

Capitolo 11: Meccanismi E Scienza Dietro La Dieta Sirt...96

Capitolo 12: Comprendere Il Potere Delle Sirtuine...99

Capitolo 13: I Cibi Sì E Quelli No........................106

Capitolo 14: Le Zone Blu Nel Mondo.................110

Introduzione

Seguire una dieta non è certo facile, basti pensare a come deve essere metterne due insieme. È lo scopo che ci siamo dati in questo libro. Nelle prossime pagine troverete il modo di approcciare e portare avanti una dieta chetogenica rivista in ottica vegana, con ricette gustose e adatte a tutti i pasti della giornata.

Prima di iniziare vi vogliamo ricordare un passaggio importante, il primo, quello fondamentale: rivolgetevi al vostro medico di base o a uno specialista del settore.

Le informazioni contenute in questo testo possono avere un impatto davvero forte sulla vostra salute e sul vostro stile di vita. Affrontare in maniera superficiale una dieta chetogenica in ottica vegana può essere pericoloso e non è un eufemismo. L'obiettivo di questo tipo di dieta è modificare le basi del vostro metabolismo e le conseguenze possono essere molto intense, anche in senso negativo.

Rivolgetevi al vostro medico, al vostro dietologo, presentategli le informazioni contenute in questo libro e ascoltate quello che ha da dirvi. Le sue conoscenze sono preziose e i suoi consigli insostituibili. In particolare, la dieta chetogenica non è indicata per persone che hanno problemi di diabete, di ipertensione e per chi sta allattando o è in gravidanza. Parlatene e confrontatevi con il vostro medico! Il metabolismo di ogni persona è un sistema unico e prima di iniziare dovreste avere tutte le informazioni utili per proseguire, per smettere subito o per non iniziare affatto la dieta!

Il metabolismo di ogni persona è unico e prima di iniziare dovete avere tutte le informazioni utili per proseguire, per smettere subito o per non iniziare affatto la dieta!

Questo tipo di percorso può essere avviato solo quando si hanno tutte le informazioni necessarie per scegliere in modo consapevole, libero e rispettoso del proprio corpo e della propria salute.

Capitol 1: I Principi Della Dieta Sirt

Con un numero calcolato di 650 milioni di adulti in sovrappeso a livello internazionale, è fondamentale scoprire sistemi di dieta intelligente e di esercizio fisico fattibili, che non neghino del tutto i desideri a tavola e che non prevedano di allenarsi 7 giorni su 7. La dieta Sirt è strutturata proprio in questa modalità. Il concetto è che i nutrimenti Sirt attiveranno i percorsi di "qualità sottile" che nella normalita sono attivati dal digiuno e dall'esercizio fisico. Un altro aspetto positivo di questa "dieta" è che certi alimenti e bevande previste nel piano alimentare, tra cui il cioccolato nero e il vino rosso, contengono sostanze sintetiche chiamate polifenoli, che producono sul corpo gli stessi impatti dell'attività fisica e del digiuno, ma con un gusto che non troveremo in nessun altra dieta.

Esercizio Fisico Durante Le Prime Settimane Di Dieta

Durante la prima settimana o meglio le prime due settimane di dieta, in cui l'apporto calorico è diminuito, si consiglia di ridurre o addirittura interrompere l'attività fisica, permettendo così all'organismo di adattarsi a questa fase ipocalorica. Ascoltate il vostro corpo e se vi sentite esausti o avete meno vitalità del previsto, non allenatevi. Piuttosto è importante rimanere concentrati sulle "regole" che si applicano a uno stile di vita sano, e quindi controllare il consumo giornaliero di proteine, fibre e prodotti salutari.

Quando La Dieta Si Trasforma In Uno Stile Di Vita

Durante l'allenamento, è importante assumere una dose di proteine entro un'ora dall'allenamento. Le proteine riparano i muscoli dopo l'esercizio, riducono lo stress e possono aiutare il recupero. All'interno di questo libro troverete diverse ricette che includono le proteine, ideali da utilizzare dopo l'allenamento, per esempio, lo stufato Sirt con carne o il pollo alla curcuma e cavolo cappuccio di verdure miste. Se invece cercate qualcosa di più leggero si può preparare il frullato di mirtilli Sirt aggiungendo una porzione di proteine in polvere. Il tipo di attività la sceglierete voi, ma gli allenamenti a casa vi permetteranno di scegliere quando allenarvi, quale attività svolgere e per quanto tempo praticarla.

La dieta Sirt è un approccio straordinario per cambiare i tuoi schemi alimentari, perdere peso e sentirti più vitale. Le prime settimane possono mettervi alla prova ed è quindi corretto sapere che se la restrizione calorica è eccessiva per il vostro corpo bisogna adattare leggermente l'introito calorico. Per prima cosa però cercate di ridurre l'attività fisica, anche se siete già delle persone attive, cercate di regolarvi durante il primo periodo, cosi da poter dare al corpo il tempo di adattarsi.

La Dieta Sirt: Adatta Solo Per Le Donne?

Quando la Dieta SIrt ha iniziato ad essere conosciuta, le donne di tutto il mondo hanno lanciato un grido di gioia. Finalmente! Non solo la possibilità di gustare i due alimenti più piacevoli del pianeta - il cioccolato fondente e il vino rosso - ma anche il sostegno e l'approvazione di essi! D'altra parte, gli uomini possono fare un sondaggio sulla dieta e chiedersi: "Dov'è la carne?

Per le due settimane successive, si prevede un'ulteriore perdita di peso in quanto il piano alimentare prevede 3 pasti ricchi di cibi sirt ogni giorno e un succo verde o frullato Sirt.

In Che Modo Questa Dieta È Diversa?

La dieta Sirt è diversa dalle altre che hai provato a seguire alla luce del fatto che non noterai una perdita di peso emotiva. I difensori affermano che riscontrerete una forte e consistente perdita di peso con la garanzia di benefici a lungo termine. Nonostante ciò, come per ogni turno dietetico, è consigliato consultare il proprio medico di famiglia o uno specialista prima di iniziare la dieta Sirt.

Sul web puoi trovare diverse ricette ma volendo puoi anche creare il tuo piano alimentare seguendo le linee guida apprese in questa guida utilizzando come base carne magra e cibi macinati.

Capitolo 2: Cosa Ha In Serbo Per Te La

Dieta Sirt?

Benefici Della Dieta Sirt

I due ritengono inoltre che i cibi ricchi di Sirtuina siano piuttosto nutrienti e facilitino il senso di sazietà. Oltre ad essere ricchi di tutti i nutrienti più importanti di cui il corpo ha bisogno, le Sirtuine contenute supportano la funzione muscolare. Pertanto, la perdita di peso è uno degli ovvi benefici che si ottengono quando si segue la Dieta Sirt. Secondo Goggins e Matten i cibi vegetali riducono anche il rischio di alcune patologie migliorando la salute generale e diminuiscono il rischio di malattie croniche come disturbi cardiovascolari,

Alzheimer, diabete e altri disturbi metabolici. Pertanto, la dieta è perfetta per chiunque voglia perdere peso e migliorare la propria salute generale.

La maggior parte dei cibi Sirt sono ricchi di composti antinfiammatori, micronutrienti e diversi antiossidanti. Quando tutte queste utili proprietà degli alimenti Sirt vengono combinate, si favorisce la riduzione dell'infiammazione. L'infiammazione è il meccanismo di difesa naturale dell'organismo, che rileva la presenza di eventuali agenti patogeni. È necessario anche per curare il corpo dalle ferite. Il problema inizia quando l'infiammazione non è più controllata. L'infiammazione può rappresentare anche un campanello d'allarme per problemi di salute cronici e condizioni degenerative come l'artrite e l'Alzheimer. Consumando cibi ricchi di composti antinfiammatori, lo stress ossidativo che causa l'infiammazione viene invertito. Quando il sistema immunitario funziona in modo ottimale, l'immunità naturale del tuo corpo aumenta.

In questa dieta, la funzione delle Sirtuine è ottimizzata.Gli alimenti ricchi di Sirtuina sono a basso contenuto di calorie e ricchi di nutrienti complessi.Saziandosi di 'Sirt-food', l'apporto calorico si riduce naturalmente. Quando il tuo apporto calorico si riduce e allo stesso tempo il tuo metabolismo generale aumenta, aumenta anche la capacità del tuo corpo di bruciare i grassi immagazzinati. Pertanto, la Dieta Sirt aiuta nella perdita di peso e grasso. È d'aiuto nel raggiungimento di questi obiettivi senza causare alcuna perdita di massa muscolare. Al contrario, durante le fasi iniziali di questa dieta, Goggins e Matten hanno notato un incremento della massa muscolare in alcuni partecipanti.

Secondo Goggins e Matten, questa dieta può anche aiutare a invertire eventuali sindromi metaboliche quando viene portata avanti nel lungo termine. Aiuta fornendo una solida base per aumentare la resistenza interna a disturbi e problemi di salute. I nutrienti bruciagrassi presenti negli alimenti Sirt promuovono la crescita, il mantenimento e la riparazione dei muscoli.

In Che Modo La Dieta Sirt È Diversa Dalle Diete Tradizionali?

La maggior parte delle diete tradizionali di solito si concentra sull'assunzione di un gruppo alimentare eliminando o riducendo il consumo di altri. Ad esempio, la dieta chetogenica aumenta l'assunzione di cibi naturali con alto contenuto di grassi riducendo o eliminando i carboidrati.Esistono anche altri protocolli ad alto contenuto di carboidrati e a basso contenuto di grassi.A differenza di queste diete, la Dieta Sirt non elimina alcun gruppo alimentare. Si limita ad aumentare l'assunzione di cibi ricchi di un gruppo naturale di proteine note come Sirtuine. Lo scopo principale di questa dieta è aumentare il consumo di Sirt-food. Attivando le Sirtuine, il tuo metabolismo generale migliora; quindi, la maggior parte dei benefici che traete da questa dieta sono associati a questo cambiamento interno.

Rispetto a diete tradizionali come il digiuno intermittente, la Dieta Sirt non prescrive digiuni giornalieri. Si divide invece in due fasi che durano per circa un mese in totale. Una volta completate queste due fasi, sta a te decidere se ripeterle o passare alla fase di mantenimento. È necessario che tu segua la dieta a seconda dei tuoi obiettivi di perdita di peso. La restrizione calorica viene attuata solo nella prima fase della Dieta Sirt.

Questa Dieta È Giusta Per Te?

La Dieta Sirt è perfetta per tutti gli adulti in buone condizioni di salute. In presenza di particolari condizioni di salute o patologie preesistenti, è sempre meglio consultare il proprio medico prima di apportare modifiche alla dieta. Questo è raccomandato particolarmente in presenza di malattie come diabete e disturbi cardiovascolari. Va segnalato che la Dieta Sirt potrebbe essere leggermente più complicata per coloro che conducono una vita estremamente attiva. Inoltre, non è adatta a soggetti sottopeso. Se il tuo indice di massa corporea (BMI) è inferiore a 18,5, questa dieta non è l'ideale per te. Negli individui sottopeso, la Dieta Sirt aumenta il rischio di osteoporosi. Se il tuo BMI è compreso tra 20 e 25, puoi intraprendere questa dieta in sicurezza. Questa dieta non è adatta ai bambini.I bambini non dovrebbero seguire rigidamente una dieta di questo tipo, tuttavia, aumentare leggermente l'assunzione di cibi ricchi di Sirtuine è comunque una buona idea.

Se segui rigorosamente i protocolli di questa dieta, eviti gli errori comuni illustrati nei capitoli successivi e ti prendi cura della tua salute, questa dieta è davvero strepitosa. Dimmi, ti piace ciò che hai imparato finora?Lascia una recensione e fammi conoscere la tua opinione. Sarà molto utile anche ad altri lettori!

Capítulo 3: La Scienza Dietro La Dieta

Sirt

Il grosso problema di molte diete miracolose e, in generale, di tutto ciò che promette enormi benefici in cambio di un investimento minimo o di un impegno trascurabile è che sembra troppo bello per essere vero e, molto spesso, si rivela essere una truffa.È ovvio che le persone siano attratte da promesse quali fare soldi in poco tempo e senza dover alzare un dito, o appunto perdere peso velocemente senza dover fare nessun sacrificio. Nessuno ha voglia di faticare per raggiungere un obiettivo quando si potrebbe invece prendere una scorciatoia per ottenere il massimo con il minimo sforzo: ecco quindi spiegato il grande successo che ottengono presunti metodi miracolosi che promettono tantissimo con il minimo sforzo.

Tuttavia, questi sistemi che garantiscono risultati eccellenti senza fatica sono inefficaci, o, peggio, delle vere e proprie truffe anche potenzialmente pericolose, le quali si basano su due principi fondamentali: quello dell'accesso e quello che io chiamo lo scambio equivalente.

Cos'è il principio dell'accesso?

Il principio dell'accesso, noto anche come "comandamento dell'accesso", significa che maggiore è l'accesso che le persone hanno a uno schema finanziario oa un determinato metodo, minori sono le possibilità di realizzare un profitto con il suddetto metodo. Per questo è sempre meglio diffidare dai titoloni come "Clicca qui per scoprire come perdere peso in un giorno", o "Scopri come questo padre divorziato disoccupato si è comprato il nuovo modello di Ferrari in contanti!", oppure ancora "Ecco il metodo che i milionari usano per fare soldi di notte".

Si tratta solo di frasi ad effetto che hanno come scopo attirare l'attenzione e fare solo guadagnare chi vende questi sistemi. Prova a ragionarci un attimo: se qualcuno avesse veramente un sistema efficace per fare soldi, secondo te, lo distribuirebbe ai quattro venti creando della concorrenza, o continuerebbe a sfruttarlo esclusivamente a suo beneficio?

Ecco perché quando vedi pubblicità per una dieta miracolosa o un modo rivoluzionario per cambiare la tua vita in bella vista su Google, Facebook o piattaforme simili, fai attenzione. Se tutti lo possono vedere, significa che tutti possono accedervi e, di conseguenza, il margine di vantaggi ottenibili si assottiglierà notevolmente, facendo guadagnare solo chi ha messo in vendita il sistema.

E invece, cosa significa il principio dello scambio equivalente?

È una regola sulla quale si basava l'alchimia, l'antica scienza che aveva come scopo ultimo quello di trovare la pietra filosofale e di trasformare il piombo in oro: per ottenere qualcosa è necessario dare in cambio qualcos'altro che abbia lo stesso valore di quello che si vuole ottenere.

Per fare soldi, devi dare in cambio del tempo.

Per ottenere lo stesso corpo di Arnold Schwarzenegger, devi dare in cambio impegno, sacrificio e tempo libero.

Per dimagrire è necessario dare in cambio disciplina e rinunciare a tante cose da mangiare, e così via.

Le diete che promettono di fare miracoli in poco tempo e senza nessuna rinuncia sono troppo belle per essere vere e non rispettano assolutamente il principio dello scambio equivalente. Non si può perdere peso in un giorno, o mentre si dorme, se in cambio non c'è sforzo fisico o un cambiamento nel proprio regime alimentare, e questa è una regola dalla quale non si può scappare.

Bisogna sempre diffidare di queste diete e da chi promette di farti raggiungere il successo tramite scorciatoie, perché non è così che si ottengono risultati soddisfacenti, a meno di non essere in una condizione particolare.

Bisogna anche controllare chi sia a promuovere questa dieta e rispondere a una semplice domanda: ha ottenuto il successo o la forma fisica grazie al suo metodo? Se la risposta è SÌ, allora questo gli fa guadagnare credibilità; ma se la risposta è NO, allora perché si dovrebbe comprare un metodo che non ha nemmeno convinto chi lo sta promuovendo?

Ad esempio, se Bill Gates pubblicasse un corso intitolato "Come fare soldi creando programmi al computer", beh, chi potrebbe contestare i successi ottenuti da Gates in questo campo?

Viceversa, se Bill vendesse un corso intitolato "Come fare soldi creando e vendendo cosmetici", allora i conti non tornerebbero. Chi assocerebbe mai Gates ai cosmetici? Nessuno.

Per questo è giusto dubitare di chi vende prodotti o metodi miracolosi per guadagnare, dimagrire, diventare bella, o chi ne ha di più, senza avere alle spalle una storia di successo in quel settore. In fin dei conti, questa persona sta solamente vendendo un metodo, perché questo è l'unico modo per fare davvero soldi. Se fosse efficace l'avrebbe fatto in prima persona, senza venderlo a nessun altro e creandosi così della concorrenza.

Fortunatamente la Dieta Sirt non appartiene a questo genere di diete e rimedi miracolosi, dato che si appoggia a una ricerca scientifica accettata da tutta la comunità scientifica internazionale e controllata da organismi indipendenti prima di essere pubblicata. Più nello specifico, gli studi su cui si basa questo programma alimentare riguardano le "sirtuine", ovvero i geni che controllano il nostro metabolismo.

Nel corso degli anni la ricerca sul genoma umano ha fatto passi da gigante ed è realistico ipotizzare che tra qualche tempo sarà possibile curare malattie attualmente incurabili intervenendo direttamente sui geni dei bambini prima ancora che nascano, o anche "progettare" un bambino con delle caratteristiche fisiche ben precise in mente.

Una delle ultime scoperte nel campo della genetica sono le sirtuine, ovvero i geni che si occupano di regolare il metabolismo del corpo umano e combattere l'invecchiamento, tra le altre cose.

Si può dire che sono loro che determinano se una persona può mangiare una torta al cioccolato tutti i giorni senza ingrassare e che, invece, non può fare la minima deviazione dalla dieta per non ritrovarsi con due chili in più . Non solo, le sirtuine si occupano anche del meccanismo di difesa che si innesca ogni volta che si ingeriscono dolci e zuccheri raffinati nel corpo, ovvero la resistenza all'insulina.

La scoperta delle sirtuine e del ruolo che rivestono nel metabolismo e nella nutrizione sono ancora in divenire, ma hanno fornito una base certa per la creazione della Dieta Sirt.

In estrema sintesi, Goggins e Matten hanno analizzato le scoperte effettuate sulle sirtuine e hanno individuato i venti cibi che possono portare questo gene ad avere la massima efficacia. Ci sono infatti degli alimenti che hanno il potere di spingere al massimo il metabolismo e che possono portarlo a bruciare il grasso in eccesso.

Ad oggi, la ricerca dietro alle sirtuine è ancora in grande evoluzione, ma tutti gli scienziati sono concordi nell'affermare che il metabolismo del nostro corpo parta da qui, e che una dieta studiata per spingere al massimo il metabolismo abbia quindi solide basi scientifiche.

Ecco quindi il fondamento della Dieta Sirt. Come si può vedere, si tratta di una verità scientifica innegabile e supportata dall'intera comunità scientifica mondiale. La differenza rispetto a metodi miracolosi che però si basano su sciocchezze o sulla vendita di fumo è sotto gli occhi di tutti, rendendo la Dieta Sirt immediatamente più credibile rispetto a tutte le diete truffaldine che sono apparse sul mercato nel corso degli ultimi anni. Senza poi contare le testimonianze portate dai vari vip, come Adele, che di certo non avevano proprio bisogno di fare *affiliate marketing* per guadagnare pochi soldi e che non vogliono ridicolizzarsi promuovendo diete che non funzionano.

La Dieta Sirt, quindi, poggia le sue basi su un solido principio scientifico e questo deve essere messo in chiaro ogni volta che qualcuno la critica.

capitolo1: I benefici psicologici e fisici della dieta

Negli ultimi anni è aumentata l'attenzione verso la correlazione tra il concetto di dieta e quello di benessere psico-fisico.

All'inizio si pensava che chiunque proponesse una dieta a rigor di logica come se fosse una sponsorizzazione diceva a tutti che faceva bene, poi nel corso del tempo si è visto che molte non facevano poi così tanto bene.

Il cibo non solo ci fornisce energia per le nostre attività quotidiane ma contiene dei principi che svolgono delle funzioni molto importanti.

Alcune tradizioni antiche in particolar modo quelle orientali hanno da sempre visto il cibo come una medicina, in quest'ottica capiamo bene che l'assunzione di cibi non salutari rappresenta un veleno a rilascio lento per il nostro organismo.

Molte vitamine vanno a contribuire attivamente per abbassare i livelli di ansia oppure per aumentare le capacità cognitive.

Il regime alimentare di noi occidentali è troppo calorico non perché mangiamo tanto, ma perché ci alimentiamo in una maniera sbagliata, un alimentazione di questo tipo porta ad un aumento di peso che ci conduce in una spirale di insoddisfazione, ansia, depressione, oltre a tutti i problemi medici che l'obesità comporta, una maggiore sollecitazione del cuore e delle ossa e così via.

I cibi ricchi di grassi o di zuccheri, attivano nel nostro organismo una sorta di dipendenza, momentaneamente ci soddisfano ma presto il nostro organismo li richiede, noi cediamo alla richiesta perché questa per noi è una coccola emotiva, si entra così in un circolo vizioso che non solo ci rende dipendenti ma anche più insoddisfatti e tristi.

Inoltre, il cibo ci aiuta e l'abbiamo visto anche con gli alimenti sirt a contrastare l'invecchiamento, è risaputo con l'età alcune funzioni tendono a diminuire, si inizia a dimenticare un nome fino alle cose più importanti, questo a volte è dovuto ad una alimentazione non adeguata.

Ci sono alcuni alimenti che aiutano il nostro cervello e altri che lo rallentano, per esempio alcuni ricercatori hanno scoperto che l'assunzione di troppi metalli può causare dei problemi a livello cerebrale, come per esempio l'eccesso di rame che crea problemi di memoria.

Quante volte assumiamo inconsapevolmente grandi quantità di integratori convinti che ci facciano bene? conviene sempre optare per un alimentazione sana ricca di vitamine e minerali che di sicuro non ci danneggia.

grazie alle sue proprietà contribuisce a ridurre i fenomeni depressivi, inoltre i grassi buoni omega 3 sono salutari per il nostro cervello e per tutto l'organismo in quanto sono anticoagulanti e antinfiammatori, abbassano la pressione e ci aiutano a tenere basso il colesterolo.

è una riserva preziosa di vitamine tra cui la e che è un antiossidante naturale, in effetti se ci fate caso su molte creme per il viso c'è sempre la dicitura ricca di vitamina E. altri studi affermano che l'assunzione di alcuni grammi di frutta secca al giorno ci tiene al riparo da malattie degenerative come l'Alzheimer e la demenza senile.

Le verdure a foglia verde e broccoli: le verdure a foglia verde contengono l'acido folico, minerali importanti come il magnesio e il calcio e la vitamina K. L'acido folico è un aiuto naturale per gli stadi depressivi, poi teniamo presente che queste verdure sono preziose per l'attività del fegato in quanto coadiuvano il processo di smaltimento delle tossine.

Lo yogurt naturale: lo yogurt naturale contiene la tirosina, un aminoacido che serve per la stimolazione della noradrenalina e della dopamina, neurotrasmettitori fondamentali per il processo dell'attenzione e della memorizzazione.

More, mirtilli e ribes: sono ricchissimi di flavonoidi, dei piccoli e potenti antiossidanti naturali, la loro azione riguarda la prevenzione dell'invecchiamento e delle malattie neurologiche.

tutti ci hanno sempre detto che il caffè fa male in realtà non è così se assunto senza esagerare, è stato dimostrato in diversi studi che questa sostanza gioca un ruolo nella prevenzione dell'Alzheimer.

Non bisogna esagerare come dicevo perché una quantità eccessiva danneggia le connessioni dei neuroni. Anche il consumo moderato di vino rosso ci porta tanti benefici. Anche in questo caso vediamo come non sia nocivo l'alimento in sé ma l'uso che se ne fa!

Un alimentazione sana fa bene al nostro corpo e anche alla nostra mente, perché soddisfa quel bisogno di miglioramento o cambiamento che avevamo all'inizio della dieta. Ritornare in forma ha un potente risvolto sulla nostra mente, ci conduce verso una migliore accettazione, ci rende molto più sociali.

Vedere un immagine allo specchio che ci piace ha degli effetti non trascurabili su di noi, sul nostro umore e su come interagiamo con gli altri!

Inoltre, avendo affrontato un percorso di dieta abbiamo imparato ad alimentarci in una maniera più sana, abbiamo una consapevolezza diversa del nostro corpo.

Il lavoro più grande è quello che si fa su se stessi e quando si riesce e si raggiunge l'obbiettivo la soddisfazione è davvero grande!

Capitol 4: Piano Settimanale Di

Quattro Settimane

I cambiamenti non sono mai facili soprattutto quando si va a modificare lo stile della propria alimentazione, il piano dietetico strutturato su quattro settimane ha il compito di aiutarti per iniziare questo percorso, che ti porterà ad avere un immagine totalmente rinnovata non solo fuori ma anche dentro.

Questa è una dieta che ci libera da molte tossine, soprattutto nei primi tre giorni che sono quelli un po' più duri vista la restrizione calorica ma sono necessari per dare un efficace reset metabolico al nostro organismo.

Dal quarto giorno in poi le calorie salgono a 1550, le settimane successive come vedremo sono incentrate sul mantenimento, ovvero andremo ad acquisire delle abitudini alimentari grazie ai cibi sirt, troveremo questi ingredienti in molte preparazioni perché sappiamo bene quanto siano preziosi per attivare il nostro metabolismo.

In questa dieta sono permessi anche i dolci, in effetti si può mangiare anche il cioccolato, dobbiamo evitare le farine lavorate e gli zuccheri, quando non ne possiamo fare a meno utilizziamo il miele o lo zucchero di canna per dolcificare, per quanto riguarda il cioccolato bisogna scegliere quello che contiene almeno l'85% di cacao.

Durante la dieta cercate di assumere molti liquidi, non solo quando avvertite il senso di sete cercate di bere regolarmente, questo vi aiuterà ad eliminare le tossine che non fanno del tutto bene al nostro corpo.

Come raccomandazione finale non vi consiglio il fai da te, consultate sempre il vostro medico, soprattutto se avete delle patologie.

L'obbiettivo è quello di dimagrire ma bisogna sempre avere cura della propria salute e siccome non siamo tutti uguali è bene sentire il parere del medico prima di iniziare.

Capitol 5: Cipolla-Una Guida Per

Cuochi Creativi

Un bravo chef sa come combinare gli ingredienti per un piatto perfetto. Questo capitolo della serie "Ingredienti" si concentra sull'umile ma onnipresente cipolla. Praticamente ogni cucina usa la cipolla o varianti della cipolla come insaporitore di base. In effetti, una volta Julia Child ha detto: "È difficile immaginare un mondo senza cipolle".

Diamo un'occhiata a quali tipi di cipolle ci sono, ai loro vari sapori e caratteristiche, e agli scopi per cui le cipolle possono essere utilizzate. Quando avrai finito di leggere, ti sentirai a tuo agio andando in negozio a scegliere le cipolle, cucinando con le cipolle e preparando ricette con le cipolle.

Nel negozio noterete che ci sono molte varietà di cipolle disponibili. In Nord America le varietà più diffuse sono la cipolla gialla, la cipolla bianca e la cipolla rossa. Si possono trovare anche piccole cipolle bianche o cipolle dolci Walla Walla. Poiché le cipolle sono una pianta aromatica essenziale, in molte parti del mondo gli esseri umani coltivano varietà di cipolle. Esistono molti tipi e vari usi di questi diverse specie, e ne discuteremo di seguito.

Nel blog di Peggy Trowbridge su About.com, "Sweet Onion Lore", puoi trovare una guida eccezionale sulla tradizione delle cipolle in generale e sulle cipolle dolci in particolare. La storia della cipolla è interessante, ma non è l'argomento di questo capitolo. Qui siamo più interessati alla raccolta, alla conservazione e alla cottura delle cipolle.

Capitol 6: Come Scegliere Una Cipolla

Le cipolle dovrebbero essere forti, sode e pesanti sul collo. Non ci dovrebbero essere parti morbide o morbide. Lo strato sottile di buccia di "pergamena" dovrebbe ricoprire l'intera cipolla, ma non deve formare più di uno o due strati sottili che scendono verso il torsolo. Si dice che la cipolla ideale abbia 13 anelli, ma non puoi contarli al supermercato.

Le cipolle si conservano a lungo in ambienti freddi, tranquilli e asciutti. Tuttavia, se tenute sporche, sono vulnerabili alle muffe. Non comprare cipolle ammuffite. Se a casa vedi muffa su una cipolla, toglila immediatamente dalle altre cipolle e verifica la muffa. Se è solo una piccola macchia di muffa, dovresti eliminarla tagliandola; se invece c'è una muffa diffusa o addirittura se la cipolla è marcia, dovrai buttarla. Che sia nel compost o nella spazzatura. Le cipolle sono ancora commestibili quando iniziano a germogliare, ma perdono un po' del loro sapore. Quando i germogli crescono, aspirano l'umidità dal bulbo e la cipolla cambia consistenza e sapore, in peggio. Più le cipolle sono conservate all'asciutto, meno probabile è che germoglino.

Le cipolle dette "dolci" non durano quanto altre cipolle e in genere sono disponibili solo stagionalmente. Come suggerisce il nome, hanno un sapore più dolce, delle normali cipolle. Usale poco dopo averle acquistate.

Le cipolle sono disponibili in diverse dimensioni, da piccole a enormi. Ti suggerisco di sapere quanta cipolla ti servirà. Compra cipolle piccole se hai bisogno di piccole quantità di cipolla per insaporire i piatti. Se invece stai preparando il sugo e hai bisogno di molta cipolla, vai su quelle grandi. Nota solo che è difficile conservare correttamente le cipolle tagliate e sbucciate. Queste si seccano, ammuffiscono e anche se conservate in contenitori ermetici, fanno sì che l'intero frigorifero e/o la cucina odorino di cipolla. Una cipolla è conosciuta come "super-gigante" se ha un diametro di 11-12 cm o più.

Le cipolle dolci sono i migliori da mangiare crude. Le varietà dolci di cipolla sono generalmente disponibili solo tra aprile e agosto, a seconda della zona in cui vivi.

Le cipolle crude sono spesso piccanti e aggiungono un sapore croccante ai cibi freddi o caldi. Possono essere tagliate a cubetti per insalate, affettate per tramezzini, o macinate per salse o condimenti. Possono anche essere consumate così come sono: i russi tendono a mangiare cipolla bianca cruda con il loro pane nero di segale; un modo molto diffuso è quello di bere un bicchierino di vodka forte, con cipolla e un pezzo di pane. Le cipolle potrebbero essere marinate o fatte in agrodolce in numerosi modi.

Quando si utilizzano cipolle crude, è importante prestare attenzione al gusto e all'intensità della cipolla specifica che si sta utilizzando. Sbucciarle sotto l'acqua corrente aiuterà ad abbattere i gas, ma l'uso di un paio di occhialini da nuoto è il modo più sicuro che ho visto per persone molto sensibili. Non sto scherzando.

Quanto È Forte La Tua Cipolla?

Anche se acquisti sempre lo stesso tipo di cipolle, a volte il gusto sarà intenso e i fumi così potenti da bruciarti gli occhi, altre delicati e quasi senza fumo. L'intensità della cipolla all'interno della stessa pianta varia in base al periodo dell'anno e alle condizioni in cui viene coltivata, alla sua età al momento del raccolto, per quanto tempo è stata trattata, la consistenza del terreno e quanto è stata innaffiata. Quando cucini, è importante fare attenzione e assaggiare le particolari cipolle che hai selezionato per il tuo pasto. "Una tazza di cipolla tritata" è solo un calcolo della massa, ma non dice nulla sul gusto. Usane meno se hai cipolle molto forti, di più se sono poco saporite e delicate. Anche per la cottura al forno, trova la giusta dose per la ricetta che stai cucinando: quantità e proporzioni non sono mai assolute.

Diverse Forme Di Cipolle

Le cipolle gialle rappresentano circa il 70% delle cipolle nei supermercati. Esse sono più facili da coltivare rispetto alle cipolle rosse o bianche, hanno una pelle più spessa e non sono soggette ad avere le striature verdi o le scottature solari che possono verificarsi le cipolle bianche. Le cipolle gialle possono essere forti o delicate, a seconda dei fattori che già abbiamo menzionato.

Le cipolle bianche diventano più grandi e più tenere delle cipolle gialle. Come le cipolle gialle, differiscono molto in intensità, piccantezza ed emissione di fumi. Sono molto diffuse nella cucina messicana e latinoamericana poiché tendono ad avere un sapore più fresco rispetto alle cipolle gialle. Sono molto soggette alla muffa, ma se tenute molto all'asciutto, si conservano abbastanza a lungo.

Le cipolle rosse raggiungono dimensioni inferiori rispetto alle cipolle gialle. Ce ne sono di più miti e più dolci, con un gusto e un odore specifici. Una delle varietà di cipolla rossa è la Bermuda, che in genere si trova nei supermercati in primavera.

Le Granex gialle sono cipolle dolci che vengono chiamate anche Vidalia quando provengono dalla zona dell'omonima città della Georgia, o Maui Onion quando crescono nell'omonima isola delle Hawaii. Le cipolline sono invece cipolle dolci italiane. Altre varianti includono la Strawberry Colonial, Carzalia Mild,

Raramente le cipolle secche sono buone come quelle fresche. Comunque si può usare la cipolla tritata secca in sostituzione di quella fresca se necessario. Cerco invece di evitare la cipolla in polvere.

In molti mercati alimentari asiatici, le cipolle fritte conservate vengono utilizzate principalmente per guarnire i piatti finiti, e si possono ordinare.

Cucinare Le Cipolle

Le cipolle dovrebbero essere cotte a fuoco medio o basso, perché se cotte a fuoco troppo alto cambiano di sapore e diventano amare.

Le cipolle possono essere cotte in sei modi:

Imbiondite:

Se fate sobbollire le cipolle per un tempo più o meno lungo, diventeranno morbide e leggere. Più li cuoci a questa temperatura, più si restringeranno di dimensioni e meno saranno visibili. L'approccio utilizzato più spesso per incorporare le cipolle nelle salse e negli stufati è quello di rosolarle fino alla trasparenza. Molte salse iniziano con le istruzioni per "fondere" le cipolle in qualche tipo di olio, a volte con aglio e pomodori. Anche quando metti le cipolle crude in liquidi (come zuppe e stufati) e le cuoci, spesso raggiungono lo stato di chiarezza. Nel primo caso, l'olio viene miscelato con il sapore delle cipolle. Nel secondo, il gusto della cipolla si diffonde attraverso il liquido che bolle.

Rosolate:

Anche l'aroma delle cipolle rosolate è delizioso e si sente in tutta la casa soprattutto se abbinato all'aglio. Le cipolle rosolate vengono saltate in padella a fuoco medio fino a quando non raggiungono un colore marrone chiaro attorno ai bordi. Se cuoci troppo le cipolle e le arrostisci, un sapore aspro, salato e bruciato sostituirà il sapore morbido e succoso, quindi è molto importante tenere d'occhio le cipolle quando le cuoci a fuoco medio. Non cucinarle mai più grandi della media. I cipollotti vengono spesso utilizzati come base per salse o stufati, ma hanno un sapore molto diverso rispetto alle cipolle. La migliore spiegazione che riesco a dare è che hanno un sapore tostato. L'aroma permea l'olio in cui vengono rosolati e quindi qualsiasi cosa verrà cucinata in quell'olio può sapere dì cipolle rosolate.

Salvo che tu non abbia prima immerso le cipolle nella pastella e poi le abbia coperte di olio caldo, le cipolle friggeranno rapidamente. È necessario friggere correttamente le cipolle con una pastella croccante e ottenere un risultato traslucido, solido o semitrasparente. Non devono mai essere bruciate. Le cipolle tagliate (ad esempio gli anelli di cipolla) o metà cipolla (un piatto comune in molte steakhouse) possono essere fritte. In generale, le cipolle fritte vengono consumate come piatti di accompagnamento o contorno.

Le cipolle possono essere cotte al forno, da sole con qualche tipo di condimento o come parte di un piatto arrosto. Le cipolle arrostite possono avere una sottile tostatura all'esterno ed essere croccanti al centro, oppure possono diventare completamente piatte e traslucide. Il risultato finale dipende da quanta umidità è presente nel piatto di cottura.

Grigliate:

Le cipolle grigliano molto bene, ma aggiungile un po' tardi alla griglia del barbecue o allo spiedo poiché si bruciano facilmente alle alte temperature. Osserva attentamente le cipolle sulla griglia per assicurarti che siano dorate ma senza fare fumo. Le cipolle grigliate di solito non cuociono abbastanza a lungo per essere ammorbidirsi nel centro, quindi sugli strati esterni sono spesso tostate e morbide, mentre all'interno conservano una consistenza più al dente. Questo le rende un accompagnamento particolarmente ricco e gustoso per piatti dal sapore intenso come gli spiedini di carne.

Marinate o sottaceto:

I cipollotti sono la varietà più adatta per la salamoia; ma se affettate si possono marinare anche cipolle grandi. Le cipolle mantengono la loro freschezza e consistenza mentre mescolano i loro sapori con le spezie della marinata. La maggior parte delle cipolle sottaceto viene bollita leggermente prima di essere immersa nel liquido di conservazione. Questo liquido comprende aceto e altre spezie utilizzate per la salamoia. Se hai intenzione di conservarle a lungo, assicurati di seguire le buone norme della conservazione in barattolo. La salamoia è un processo complicato, a differenza della maggior parte delle ricette che sto citando, e le quantità di conservazione sotto aceto devono essere valutate con attenzione. Per un'ottima guida, consulta "Pickle Basics" delle Clemson

I piatti con cipolle marinate devono essere consumati entro una settimana. Per la marinatura come per la salamoia vengono usate le stesse spezie, ma le proporzioni e il processo non sono altrettanto importanti, perché le cipolle marinate non saranno inscatolate e conservate.

In sintesi, i migliori cuochi hanno sempre delle cipolle a portata di mano, poiché vengono utilizzate in molti piatti e le cipolle si conservano molto a lungo. Scopri come distinguere le diverse varietà di cipolle assaggiandole e utilizzandole nei tuoi esperimenti di cucina. Tra gli ingredienti poveri, una cipolla usata correttamente darà sempre un tocco di sapore. E anche quando non hai voglia di mangiare, dovresti comunque guardare una cipolla. Ispira il pensiero profondo, o almeno così sosteneva il famoso poeta americano

Capitolo 7: I Cibi Sirt

Gli alimenti che attivano le sirtuine sono 20. Per massimizzarne l'azione ed amplificarla è necessario abbinarle a proteine che contengono aminoacidi ed in particolare la leucina, che si trova in particolare nelle carni bianche come il pollo, nel pesce come salmone, crostacei come gamberi, uova e latticini come il latte. Anche la carne rossa contiene molti aminoacidi, ma in questo caso è importante non abusarne in quanto potrebbe essere nocivo per l'organismo assumerne in quantità elevate. Vediamo ora insieme quali sono i venti cibi sirt e le loro caratteristiche.

uno degli alimenti proveniente dagli alberi più antico. Le noci molto spesso non vengono concesse, in quanto sono molto caloriche e hanno un elevato contenuto di grasso ma in realtà sono essenziali per ridurre il colesterolo, diminuire le malattie del metabolismo e perdere peso. È importante non abusarne, è consigliato infatti mangiarne circa tre al giorno come spuntino o aggiunte a un'insalata oppure a un piatto solido cotto al forno. Ricche di acido gallico permettono di attivare in maniera sostanziale le sirtuine. Le sue proprietà non finiscono qui, infatti sono considerate anche un farmaco anti invecchiamento, questo grazie alle sue caratteristiche antiossidanti. Considerate anche cibo per il cervello, sono in grado di rallentare l'invecchiamento cerebrale e diminuire il rischio di contrarre malattie neurodegenerative.

uno dei primi cibi coltivati in Giappone, gode di un'ottima fama. Alimento noto in tantissime leggende, una di esse narra che quando i buddisti percorrevano lunghi viaggi verso le montagne, portassero con sé solamente qualche padella e del grano saraceno. Questo alimento era l'unica cosa di cui si cibavano per settimane intere. Ricco di rutina, un elemento che permette di attivare al massimo le sirtuine, inoltre è molto nutriente e saziante. Ricco di proteine, non contiene glutine quindi è un'ottima alternativa per gli intolleranti.

utilizzato già dagli antichi egizi, come pianta medicinale. Le parti più nutrienti di questa pianta sono le foglie e il cuore, è proprio qui infatti che si trovano gli attivatori delle sirtuine. Da preferire quello verde a quello di colore bianco. Può essere utilizzato sia nei pasti solidi come le insalate, sia nei centrifugati e/o succhi.

sicuramente uno degli alimenti più sottovalutati. Non sono dei frutti ma dei boccioli di fiori. I cespugli di capperi si trovano in tutta la macchia Mediterranea e vengono raccolti a mano e successivamente conservati. Gli studi hanno dimostrato che hanno innumerevoli proprietà antivirali e immunologiche. Già nell'antichità venivano infatti utilizzate come pianta medicinale. Ricchi di nutrienti, favoriscono la produzione delle sirtuine. Hanno un gusto particolare utile per condire e completare un piatto gustoso.

considerato un potente afrodisiaco, nel Medioevo, il suo utilizzo venne vietato ai Monaci. esistono diverse tipologie di questa pianta: quella selvatica e quella da insalata. Ricca di quercitina e kaempferol che attivano le sirtuine.

Viene usato anche in cosmesi in quanto vanta notevoli proprietà idratanti e favorisce la sintesi del collagene della pelle. Il suo utilizzo è ottimo per il condimento di insalata e per la composizione di frullati e centrifugati.

composto da luteolina e miricetina forti attivatori delle sirtuine. Più il peperoncino è piccante, più il suo potere sirt è sviluppato. Il migliore è considerato quello thailandese. Se non si è abituati, è consigliato utilizzarne solamente metà oppure togliere i semi. È importante fare attenzione in quanto il peperoncino thailandese è molto più piccante rispetto ai tradizionali peperoncini.

nelle culture antiche, come ad esempio quella dei Maya e degli Aztechi, il cacao era considerato un alimento sacro, tanto che veniva utilizzato come forma di valuta e veniva somministrato ai soldati e ai ricchi durante le feste. È ricco di epicatechina che attiva le sirtuine. Non tutto il cioccolato, però è uguale. Perché abbia un elevato potere sirt, è necessario che contenga almeno l'85% di cacao solido. Qualche quadratino al giorno permette di attivare il metabolismo e perdere peso.

considerato dannoso da molte persone, gli studi hanno dimostrato, che il consumo di caffè garantisce innumerevoli benefici per la saluto. Il caffè protegge il fegato, diminuisce la probabilità di contrarre il diabete e protegge da alcuni tumori e malattie neurodegenerative. Ricco di acido caffeico e acido clorogenico che attivano le sirtuine. È importante berlo nero e senza latte.

noto anche come albero immortale, è una delle piante più antiche e conosciute al mondo. Utilizzato in tutte le diete e soprattutto in quella mediterranea. Sano e buono è un ottimo e indispensabile condimento per ogni piatto. Gli studi hanno dimostrato che questo condimento gode di notevoli proprietà, è considerato un cardioprotettore, diminuisce la probabilità di contrarre malattie comuni ai paesi sviluppati come il diabete, i tumori e l'osteoporosi. Quando si parla di olio è importante che sia vergine, in quanto soltanto questo viene ottenuto attraverso la spremitura meccanica dei frutti che permette di mantenere le sue proprietà e non porta al suo deterioramento. Ottimo cibo sirt, è anche ricco di polifenoli che hanno un potere antiossidante.

è un potente antibiotico e spesso viene utilizzato per curare problemi allo stomaco come le ulcere. Attiva il sistema linfatico per l'eliminazione di prodotti considerati di scarto dall'organismo. Riduce il colesterolo e la pressione sanguigna, inoltre è importantissimo e indispensabile per la perdita di peso.

ricco di gallato di epigallocatechina che permette l'attivazione delle sirtuine, è considerato uno degli alimenti più salutari presenti in natura. Il tè verde matcha, è uno speciale tè in povere che viene sciolto direttamente nell'acqua, a differenza del tradizionale tè verde che viene preparato tramite infusione. Rispetto agli altri tè quello matcha, permette di attivare molte più sirtuine.

negli ultimi anni è divenuto alimento indispensabile in ogni tipologia di dieta. Facile da reperibile, è un ortaggio autoctono e molto comune. È composto da kaempferol e quercitina che sviluppano le sirtuine. È possibile utilizzarlo nelle insalate oppure nei frullati e centrifugati di verdura.

l'introduzione dei datteri Medjool nella dieta può essere una sorpresa, soprattutto se si pensa che questo alimento è composto dal 70% da zucchero. Quando pensiamo allo zucchero subito ci viene in mente l'aumento di peso, questo perché lo zucchero che in generale usiamo è raffinato. Al contrario, i datteri Medjool contengono uno zucchero non raffinato che non fa aumentare il livello di glicemia nel sangue, anzi perme di diminuire il rischio di insorgenza del diabete o di malattie cardiache. Inoltre tale zucchero permette di attivare le sirtuine e quindi di perdere peso e aumentare il metabolismo.

famoso già nell'Antica Roma, spesso veniva utilizzato per guarnire e decorare le pietanze. Ricco di apigenina e miricetina che permettono l'attivazione delle sirtuine. Il prezzemolo è un alimento unico in quanto solamente in questo cibo è contenuta un'elevata quantità di tali sostanze.

o radicchio, vanta una storia affascinante. Questo ortaggio è stato scoperto per caso nell'ottocento da un contadino belga che conservò le sue radici e le piantò nel suo orto. Da qui la nascita della cicoria rossa. La luteolina, nutriente presente nel radicchio, permette l'attivazione delle sirtuine. Dal sapore dolce ma con un retrogusto amaro, dona un tocco gustoso a ogni pietanza. Se non si trova in commercio la cicoria rossa, in alternativa si può utilizzare quella gialla.

ha proprietà energetiche così forti, che già nelle culture antiche veniva utilizzata e venerata. Gli egizi, ad esempio la consideravano un oggetto di culto e la disegnavano come simboli di vita eterna. Durante le olimpiadi greche, veniva somministrata agli atleti per migliorare le loro prestazioni. Ricche di quercitina sono ottime per l'attivazione delle sirtuine. Per mantenere inalterate le sue proprietà, è consigliato mangiarle crude. Inoltre è importante che le cipolle siano rosse in quanto contengono un maggior numero di quercitina.

è lo sirtfood per eccellenza. La dieta sirt nasce infatti dallo studio dei componenti di questa bevanda. Il resveratrolo, e il piceatannolo, sono ritenuti una delle spiegazioni chiave della lunghezza della vita e delle figure snelle associate con il tipico stile di vita francese. Questi nutrienti inoltre attivano le sirtuine. Il vino che contiene il più elevato contenuto di resveratrolo è il Pinot nero.

elemento base della dieta orientale, molti studiosi hanno scoperto che longevità e i bassi tassi di tumori delle popolazioni asiatiche sono dovuti proprio all'assunzione di questo alimento. I nutrienti di cui è composta, favoriscono inoltre l'attivazione delle sirtuine. Oltre alle sue proprietà benefiche rende i piatti gustosi e saporiti.

ricche di fisetina, sono ottime per l'attivazione delle sirtuine. Inoltre, contengono una bassissima quantità di zuccheri. Gli studiosi hanno scoperto, che l'introduzione delle fragole nella dieta, riduce la richiesta di insulina da parte dell'organismo, questo rende le fragole una fonte di energia a lento rilascio.

CURCUMA: chiamata anche Oro Indiano, è indispensabile nella dieta sirt. Da sola l'India genera l'80% della produzione mondiale di tale spezia. Oltre ad attivare le sirtuine e quindi velocizzare il metabolismo, la curcuma nel mondo orientale viene usata per curare i disturbi della pelle come acne e psoriasi. Inoltre migliora i livelli di colesterolo e di zucchero nel sangue.

Capitol 8: Ripartizione Delle Sostanze

Nutritive

Se avete, nel corso della precedente parte, preso in considerazione quali siano i nutrienti importanti per il nostro organismo e quale sia la fonte dalla quale assumerli, vi siete resi conto immediatamente di una verità palese. In una singola fonte di cibo, potete reperire più nutrienti necessari al corretto funzionamento del vostro corpo. Nella carne ad esempio, troviamo la presenza di molte tra le vitamine ei Sali di cui abbiamo parlato, così come la presenza dei macronutrienti stessi. Possiamo dire lo stesso dei legumi, dei cereali integrali e via dicendo. Sono moltissimi gli alimenti che contengono tutte le sostanze delle quali il nostro corpo ha bisogno.

Molto semplicemente significa che avere un'alimentazione equilibrata che preveda l'assimilazione di varie forme di cibo, ci consentirà senza troppa fatica, di sopperire al fabbisogno giornaliero del nostro corpo. Se non abbiamo patologie particolari, basterà una buona alimentazione perché il nostro corpo abbia tutto ciò che gli serve. Ovviamente a patto che non vi siano problemi fisici pregressi. Nel caso infatti, invitiamo prima ancora di cimentarsi nel digiuno intermittente, a consultare il parere di uno specialista.

Fatto importante è che nel digiuno intermittente, <u>non è affatto necessario aggiungere un ulteriore dieta per ottenere dei risultati. Non dobbiamo valutare di creare un deficit calorico</u>

74

come già trattato in precedenza. Creare un deficit calorico anzi, potrebbe rendere difficoltoso seguire il regime alimentare che stiamo provando a praticare.

Significa questo che possiamo mangiare qualsiasi cosa? Assolutamente no.

Nelle pagine precedenti abbiamo anzi visto, come sia preferibile spostarci su determinate tipologie di alimenti, cessando di assumerne altre. Ricordate il discorso di preferire alimenti integrali non raffinati ad esempio?

Siete abituati a mangiare merendine e snack vari? Andate matti per le patatine nel sacchetto? Bene. Questi sono alimenti vuoti. Non danno al corpo nessun elemento utile e non danno nemmeno una fonte di energia duratura. Nella maggior parte dei casi, uno snack può fornire una scarica di zuccheri nell'immediato, ma che se non utilizzata si trasforma in grassi.

Abbiamo visto come sono presenti in vari alimenti comprese le verdure. Fate però attenzione alle verdure che vengono cotte in acqua e bollite. Sovente perdono i Sali che si depositano nel brodo. Abbiamo già parlato in precedenza, di come il brodo possa essere utile per superare le fasi di digiuno. Non abbiamo però detto fino ad ora di come è utile per recuperare i sali persi dalle verdure durante la cottura. Non buttiamolo e beviamolo. Darà un notevole apporto.

Mangiare alimenti piccanti, attiva un meccanismo tramite cui, il nostro corpo va a compensare la sudorazione e la sensazione di calore, utilizzando energia per farci rimanere freschi. In altre parole, mangiare cibo piccante attiva il processo che innesca il consumo dei grassi.

L'argomento è dibattuto da anni. Il dolcificante ha meno potere calorico dello zucchero. Quindi potrebbe teoricamente andare bene. Al tempo stesso, secondo alcuni studi, il dolcificante a lungo andare, porta ad un'alterazione del nostro metabolismo, che si ritrova nella difficoltà di bruciare le calorie degli zuccheri. Prestare quindi attenzione. Lo zucchero di cocco è una valida alternativa, sia dal punto di vista salutistico, sia come funzioni zuccherine. Se dovete scegliere quindi, potrebbe aver senso orientarsi su quest'ultimo, sullo zucchero tradizionale non raffinato o ancora sulla stevia, passata alla ribalta negli ultimi anni per le sue ottime qualità. <u>Restate su questi tre</u>.

Alimenti integrali ma con attenzione. Perché vanno assunti con attenzione? In realtà questa è solo una nota, da prendere in considerazione quando non siamo abituati ad assumerne regolarmente. Per un discorso di digestione, talvolta, a chi non è abituato possono dare inizialmente dei problemi di piccola entità. Se volete passare dalla pasta normale a quella integrale, fatelo semplicemente in maniera graduale. Così come per i cereali non decorticati.

Inutile dire che aldilà dell'aspetto conviviale e sociale, favorito dal consumo delle bevande alcoliche, non ne consegue un beneficio nutrizionale. L'alcool contiene molte calorie e non restituisce una quantità di nutrienti tale da giustificarne il consumo. Significa questo che consumato con moderazione e non tutti i giorni sia assolutamente da evitare? Ovviamente no. Con piacere e moderazione, le bevande alcoliche fanno parte della nostra vita e della nostra cultura. Attenzione solo a non abusarne.

Queste sono semplicemente zucchero liquido. Non contengono alcun genere di valore nutrizionale. Durante una dieta qualsiasi, ma anche per un percorso salutistico, sono da tenere lontane come la peste.

Sono ovviamente alimenti dall'alto contenuto calorico. Sia per quanto concerne una crema di nocciola sia per quanto riguarda il burro d'arachidi. Danno però, in entrambi i casi, un buon riscontro nutrizionale, essendo composte da carboidrati e da proteine perlopiù, così come dai grassi. Consumatele con moderazione consapevoli del fatto che le calorie che inglobate in qualche modo dovrete però utilizzarle.

Un consiglio importante riguarda la ripartizione dei pasti, durante il corso della giornata. Per rendere il digiuno percorribile, senza troppe difficoltà, valutiamo di impostarlo sulla base di quelle che sono ora, prima di iniziare il digiuno, le nostre abitudini. Qual è il pasto della giornata che riteniamo più importante e senza il quale ci troveremmo in difficoltà? Siamo abituati a fare una colazione abbondante? Non rimuoviamola e partiamo da lì con il conteggio delle otto ore. Siamo abituati a cenare la sera intorno alle otto? Conteggiano le sedici ore di digiuno partendo da quel punto.Fondamentale come già detto nelle pagine addietro sarà adattare il digiuno alle dinamiche già presenti nella nostra vita.

Come posso ripartire correttamente i nutrienti che ho conosciuto in questi capitoli all'interno del mio programma di alimentazione giornaliero? Rispondere a questa domanda non è affatto semplice e tra poco spiegheremo il perché. Facciamo però una premessa. Le indicazioni che daremo saranno per forza generiche. Daremo quindi indicazioni che in linea di massima sono corrette, ma che nel dettaglio, possono variare a seconda della costituzione fisica della persona.

Perciò. Perché le indicazioni non possono essere uguali per tutti? La risposta è molto semplice e assolutamente intuitiva. Una persona alta un metro e ottanta con un fisico allenato, avrà sicuramente un dosaggio ed una proporzione differente dei macronutrienti, rispetto ad una persona che non pratica, ad esempio, attività fisica regolare. Ovviamente Il consumo giornaliero calorico varierà enormemente.

Oltre a questo, anche la tipologia di sforzo, determina quali saranno gli alimenti necessari. Anche qui, è abbastanza intuitivo capire che, un runner, avrà una dieta differente rispetto ad un Body Builder.

Cosa ne consegue quindi? Ne consegue che, eseguire una corretta valutazione di come strutturare l'apporto dei macronutrienti all'interno della nostra dieta, non è una cosa semplicissima.

Quindi come ci regoliamo? Ci regoliamo carcando di mantenere un valore puramente indicative, adatto ad una persona con una vita normale. Una vita che prevede attività sedentaria e attività fisica saltuaria. Possiamo adattarla anche a chi effettua attività fisica regolare a intensità contenuta. Ci riferiamo a chi esegue esercizi a bassa intensità e a coloro che una, due volte la settimana si fanno una tonificante corsetta.

Circa settanta studi di intervento condotti sull'uomo sono stati condotti sul cacao e su prodotti derivati. Questi studi hanno dimostrato che l'assunzione di cacao migliora i valori ematici di molti indicatori di salute, quali la pressione sanguigna, i livelli di colesterolo e la funzione endoteliale, rendendo il cacao una scelta salutare per il nostro cuore e il nostro sistema circolatorio

Perciò ecco una grande notizia! Possiamo continuare a mangiare il nostro amato cioccolato! Anzi, il cioccolato è un vero cibo Sirt ricco di polifenoli da sfruttare!

Attenzione però, tutte queste proprietà valgono per il cioccolato fondente contenente almeno l'85% di cacao. Più è alta la percentuale di cacao e più saranno i nutrienti e i polifenoli contenuti nel prodotto. Evitiamo il più possibile il cioccolato al latte, in cui il cacao è solo un lontano ricordo a discapito di un'elevatissima percentuale di zucchero e grassi saturi.

Capitol 9: Dieta Sirt Ed Esercizio

Fisico

Durante la prima settimana o meglio le prime due settimane di dieta, in cui l'apporto calorico è diminuito, si consiglia di ridurre o addirittura interrompere l'attività fisica, permettendo così all'organismo di adattarsi a questa fase ipocalorica. Ascoltate il vostro corpo e se vi sentite esausti o avete meno vitalità del previsto, non allenatevi. Piuttosto è importante rimanere concentrati sulle "regole" che si applicano a uno stile di vita sano, e quindi controllare il consumo giornaliero di proteine, fibre e prodotti salutari.

Quando La Dieta Si Trasforma In Uno Stile Di Vita

Quando si pratica esercizio fisico, è importante assumere una dose di proteine entro un'ora dall'allenamento. Le proteine riparano i muscoli dopo l'esercizio fisico, riducono lo sterss e possono aiutare il recupero. All'interno di questo libro troverete diverse ricette che includono le proteine, ideali da utilizzare dopo l'allenamento, per esempio, lo stufato Sirt con carne o il pollo alla curcuma e cavolo cappuccio di verdure miste. Se invece cercate qualcosa di più leggero si può preparare il frullato di mirtilli Sirt aggiungendo una porzione di proteine in polvere. Il tipo di attività la sceglierete voi, ma gli allenamenti a casa vi permetteranno di scegliere quando allenarvi, quale attività svolgere e per quanto tempo praticarla.

La dieta Sirt è un approccio incredibile per cambiare i vostri schemi alimentari, perdere chili e sentirsi più vitali. Le prime settimane possono mettervi alla prova ed è quindi corretto sapere che se la restrizione calorica è eccessiva per il vostro corpo bisogna adattare leggermente l'introito calorico. Per prima cosa però cercate di ridurre l'attività fisica, anche se siete già delle persone attive, cercate di regolarvi durante il primo periodo, cosi da poter dare al corpo il tempo di adattarsi.

La dieta Sirt: Adatta solo per le donne?

Quando la Dieta SIrt ha iniziato ad essere conosciuta, le donne di tutto il mondo hanno lanciato un grido di gioia. Finalmente! Non solo la possibilità di gustare i due alimenti più piacevoli del pianeta - il cioccolato fondente e il vino rosso - ma anche il sostegno e l'approvazione di essi! D'altra parte, gli uomini possono fare un sondaggio sulla dieta e chiedersi: "Dov'è la carne?

La dieta - Fase 2

Per le due settimane successive, si prevede un'ulteriore perdita di peso in quanto il piano alimentare prevede 3 pasti ricchi di cibi sirt ogni giorno e un succo verde o frullato Sirt.

In che modo questa dieta è diversa?

La Dieta Sirt è diversa dalle altre che avete provato a seguire alla luce del fatto che non noterete una perdita di peso emotiva. I difensori affermano che riscontrerete una forte e consistente perdita di peso con la garanzia di benefici a lungo termine. Nonostante ciò, come per ogni turno dietetico, è consigliato consultare il proprio medico di famiglia o uno specialista prima di iniziare la dieta Sirt.

Sul web potrete trovare parecchie ricette ma volendo potete anche creare il vostro piano alimentare seguendo le linee guida imparate in questa guida utilizzando come base la carne magra e gli alimenti coltivati a terra.

Capitolo 10: Decifrare Il Significato

Della Dieta Sirt

Il primo passo per cogliere i benefici della Dieta Sirt è capire cosa significa e cosa essa comporta. In questo capitolo imparerai le basi della Dieta Sirt.

Come accennato, la Dieta Sirt è stata sviluppata dal celebre duo di nutrizionisti Aidan Goggins e Glen Matten. La coppia ha ideato il concetto mentre lavoravano insieme in una palestra privata. La Dieta Sirt si basa sul semplice concetto di aumentare l'assunzione di cibi ricchi di Sirtuine. Le Sirtuine sono un gruppo di proteine sovralimentate che regolano diverse funzioni del corpo che vanno dal metabolismo all'infiammazione. Alcuni composti vegetali aumentano la presenza di Sirtuine nel corpo e sono noti come cibi Sirt

La Dieta Sirt si divide in due fasi che durano complessivamente tre settimane. La fase uno dura sette giorni, mentre la fase due dura due settimane. La fase uno è nota come 'fase di iper-successo' ed è a sua volta suddivisa in due parti. La prima parte della fase uno dura tre giorni, mentre gli altri quattro giorni costituiscono la seconda parte. Durante i primi tre giorni della fase uno, l'apporto calorico sarà ridotto a 1200 calorie al giorno e aumenterà a 1200 calorie nei restanti quattro giorni della fase uno.

Oltre alla restrizione calorica, durante questo periodo consumerai almeno tre succhi verdi al giorno. Durante la fase da 1200 calorie, puoi sostituire uno dei tre succhi verdi giornalieri con un pasto Sirt.

La restrizione calorica, unita all'assunzione di succhi verdi, aiuta a disintossicare il corpo e migliora il suo funzionamento generale.

Una volta completata la prima fase, si passa alla seconda. La seconda fase è nota come "fase di manutenzione". Come suggerisce il nome, stai essenzialmente conservando tutti i benefici raccolti durante la prima fase della dieta e migliorando gli effetti complessivi della dieta Sirt. Durante la fase due, dovresti consumare un succo verde e fino a tre pasti sani Sirt ogni giorno. Non dimenticare di esplorare le diverse ricette Sirt fornite in questo libro per pianificare i tuoi pasti. Sviluppando una maggiore consapevolezza sulle modalità e sull'assunzione dei cibi previsti, favorirai sempre più i benefici di perdita di peso offerti dalla Dieta Sirt.

capitolo 11: Meccanismi e

scienza dietro la Dieta Sirt

La Dieta Sirt ha due protocolli dietetici
che sarà necessario seguire. La prima
regola riguarda la restrizione calorica
mentre la seconda tratta l'aumento del
consumo di cibi Sirt. Il duo creatore della
Dieta Sirt ha affermato che questa dieta
utilizza il "gene magro" per promuovere
la perdita di peso. Hanno condotto uno
studio su 39 soggetti e hanno pubblicato
i risultati di quello studio in un libro di
cui sono coautori. Ai partecipanti allo
studio è stato chiesto di seguire i
protocolli della Dieta Sirt per una
settimana e di fare esercizio
regolarmente durante quel periodo. Gli
autori hanno notato che la maggior parte
dei partecipanti ha mostrato una

promettente perdita di peso di circa 7 libbre senza perdita di massa muscolare durante quel lasso di tempo.

Questo è il motivo per cui è importante essere consapevoli della propria alimentazione e proseguire anche dopo le prime due fasi di questa dieta. Durante la prima fase potresti notare una significativa perdita di peso, che può essere prolungata anche durante la seconda fase. Se torni a un'alimentazione malsana dopo il programma di tre settimane, recupererai rapidamente tutto il peso perso. Per evitare ciò, è necessario creare un piano alimentare sostenibile. Inoltre, non trascurare l'importanza di un regolare esercizio fisico mentre si segue la Dieta Sirt. In questo libro troverai semplici consigli che puoi mettere in pratica fin da subito per favorire la perdita di peso e la gestione del peso nel lungo termine.

capitolo 12: Comprendere il potere delle Sirtuine

Le Sirtuine sono un gruppo di proteine responsabili della regolazione della salute cellulare. Aiutano a mantenere un meccanismo interno vitale noto come omeostasi, che si riferisce essenzialmente all'equilibrio cellulare interno. Il funzionamento delle Sirtuine si basa sulla presenza di un coenzima noto come Nicotinamide Adenine Nucleotide. Esso è presente in tutti gli esseri viventi.

Ecco una semplice analogia per capire come funzionano le Sirtuine.

Tutte le diverse cellule del corpo sono come un'azienda. Diversi dipendenti lavorano insieme per raggiungere obiettivi comuni nell'organizzazione.

Perché lo fanno? I dipendenti lavorano per guadagni personali e per garantire la redditività complessiva dell'azienda. Il rapporto tra un'azienda e i suoi dipendenti è interdipendente. Allo stesso modo, molte funzioni sono svolte da varie cellule del corpo. Anche se si tratta di diversi tipi di cellule, tutte le cellule condividono un unico obiettivo: mantenere e garantire la salute e il benessere generale della persona.

Diversi fattori interni ed esterni possono causare determinati cambiamenti interni. Con l'età, le funzioni del tuo corpo iniziano a diversificarsi, il che si traduce nella creazione di varie nuove cellule. Ora, torniamo all'analogia aziendale. Esiste una gerarchia in ogni azienda, che garantisce che l'impresa funzioni in modo efficace ed efficiente. I dipendenti sono ben consapevoli delle loro funzioni, dei ruoli e dei compiti e la dirigenza di alto livello è responsabile delle decisioni più importanti per la compagnia. Questo ruolo di gestione di alto livello all'interno del corpo è svolto dalle Sirtuine.

Con il termine 'Sirtuine' ci si riferisce ad un gruppo di sette proteine responsabili del mantenimento della salute cellulare. Senza NAD+, queste proteine non possono funzionare in modo ottimale. Se le Sirtuine sono l'amministratore delegato, allora NAD+ è responsabile degli aspetti finanziari dell'organizzazione. Senza questo coenzima vitale, il corpo umano non può funzionare in modo ottimale. Tutto ciò che accade all'interno del corpo è regolato dalle Sirtuine. Tutte e sette le Sirtuine sono presenti nelle cellule del corpo umano: tre sono presenti nel nucleo, tre sono nei mitocondri e una all'interno del citoplasma di ogni cellula.

Le Sirtuine sono essenzialmente un gruppo di proteine che funzionano come 'mattoni' di tutte le cellule del corpo. Diverse proteine svolgono e regolano funzioni specifiche. Usando nuovamente l'analogia rispetto ad un'organizzazione, è normale affermare che ogni azienda ha vari dipartimenti che svolgono ciascuno una funzione specifica. Allo stesso modo, ci sono varie proteine presenti nel corpo umano che sono responsabili di alcune funzioni importanti, per mantenere la salute e il benessere generale. Ciascuna delle divisioni di un'azienda deve lavorare per il raggiungimento dei propri obiettivi specifici, lavorando in sincronia con gli altri dipartimenti per giungere agli obiettivi aziendali. Questo è più o meno il modo in cui tutte le cellule e le proteine lavorano insieme: come una squadra.

Le Sirtuine aiutano a rimuovere i gruppi acetilici da alcuni tipi di proteine. I gruppi acetilici sono simili ad etichette fisiche utilizzate per l'identificazione. Questi 'badge' fisici aiutano le proteine a riconoscersi a vicenda e facilitano le reazioni tra di loro. Le Sirtuine reagiscono con i gruppi acetilici attraverso un processo noto come deacetilazione. Quando i gruppi acetilici vengono rimossi da una molecola, il loro funzionamento complessivo migliora.

Alcune persone lottano con la perdita di peso, mentre altre lottano per aumentare di peso. Perché è presente una differenza all'interno del nostro metabolismo? Questa domanda ha portato un gruppo di scienziati a scoprire quello che chiamano il 'Gene Magro'.

Secondo gli scienziati, la variante del gene ALK previene l'aumento di peso indipendentemente dalla dieta seguita dalle persone con questo gene. Questo gene si trova solitamente nell'ipotalamo, il centro per la regolazione dell'appetito. Si ritiene inoltre che regoli l'assunzione di grasso e le riserve di grasso immagazzinate nel corpo. Gli scienziati hanno analizzato il DNA di oltre 45.000 persone e hanno utilizzato i dati di un enorme database biologico noto come 'la biobanca dell'Estonia'. Nella loro ricerca, hanno scoperto che le persone che possedevano qualche variante di questo gene avevano difficoltà ad aumentare di peso. Hanno concluso che il modo migliore per promuovere la perdita di peso è attivare il gene magro. È qui che entra in gioco la Dieta Sirt.

La dieta Sirt si basa su un'idea generale di digiuno, che aiuta a creare un deficit calorico e infine attiva il gene magro. Una volta attivato questo gene, le Sirtuine vengono attivate a loro volta nell'organismo grazie al consumo di cibi Sirt. La riduzione naturale delle calorie unita all'attivazione di questo gruppo di proteine ottimizza il funzionamento dei geni magri. È questa la motivazione principale del dimagrimento garantito dalla Dieta Sirt.

Capitolo 13: I Cibi Sì E Quelli No

L'alimentazione sirt simula il digiuno e ci permette di attivare le sirtuine che risvegliano il sistema immunitario permettendoci di consumare i grassi. In questo periodo possiamo mangiare tante cose tar cui anche il cioccolato, i datteri e le noci e possiamo bere un bicchiere di vino rosso in un pasto.

I prodotti fortemente vietati sono tutti quelli industriali, le farine lavorate e gli zuccheri, è possibile mangiare tutte le verdure, la frutta, il pesce, i legumi, le uova e la carne. Ricordate che i cibi ricchi di polifenoli attivano le nostre sirtuine.

cavolfiore, fave, rucola, fagioli, cavolo riccio, radicchio rosso, levistico, asparagi, carciofi, cipolle bianche e rosse, melanzane, insalata belga, scalogno, soia, crescione ecc.

agrumi, frutti di bosco, fragole, ciliegie, lamponi, more, datteri, bacche di Goji, mele, arance, kiwi e prugne nere e non solo

noci, semi di girasole, arachidi, bacche di Goji, quinoa, grano saraceno, e tutte le farine integrali.

Prima che mi dimentichi, le spezie sono importantissime in primo luogo perché danno gusto ai nostri piatti ma apportano anche tanti benefici, quando vi è possibile usate quelli freschi come aromi: erba cipollina, peperoncino, menta piperita, origano, prezzemolo, zenzero, curcuma, capperi, timo, salvia.

Le bevande ammesse sono tutte quelle non zuccherate, da privilegiare in assoluto il tè matcha, il caffè, l'acqua e le tisane. Possiamo mangiare la carne rossa o bianca ma solo tre volte a settimana, da preferire il pesce ricco di omega 3 come il salmone, il tonno e il merluzzo.

Le verdure come ho detto si possono mangiare in quantità, cerchiamo di preferire quelle biologiche, meglio ancora se le coltiviamo noi, vi dico questo perché è una buona abitudine leggere sempre le etichette dei cibi per capire da dove provengono, molti sono trattati con pesticidi e non fanno del tutto bene al nostro corpo.

Come insegnano molte filosofie orientali dobbiamo trattare il nostro organismo come se fosse un tempio e non come una spazzatura, perché quello che mangiamo se è nocivo ci può avvelenare, e in molti casi gli effetti negativi si vedono dopo molto tempo.

Capitolo 14: Le Zone Blu Nel Mondo

Le zone blu sono delle aree geografiche sparse nel mondo, in queste zone si è rilevato un tasso alto di longevità. Il termine è stato inventato dallo studioso Dan Buettner che per primo le ha analizzate.

Vengono chiamate in questo modo non perché gli abitanti siano correlati con questo colore, ma per il fatto che i collaboratori di Dan, per segnarle sulla cartina le cerchiavano con il colore blu, da qui il loro nome: zone blu.

La cosa che risalta agli occhi analizzando queste zone non è solo la longevità ma la correlazione tra questa e la qualità della vita che conducono. Sono persone che hanno non solo un ottima salute ma anche una memoria efficiente.

Sembra quasi che tutti gli effetti dell'invecchiamento che noi conosciamo e che in molti casi portano ad una demenza senile e così via in queste popolazioni non esistano, ed è chiaro come questi aspetti abbiano affascinato sia Dan che altri studiosi.

Quando pensiamo all'invecchiamento che tra l'altro è un fattore inevitabile, si vorrebbe che questo accadesse mantenendo le nostre facoltà cognitive in ottima forma.

È sorprendente vedere che il desiderio che molti hanno nella realtà è realizzabile, queste popolazioni hanno un età anagrafica avanzata, sono in ottima salute, non presentano malattie degenerative legate al passare dell'età, praticano un attività sportiva che per molte coincide con il lavoro fisico nei campi. Non potevano non essere oggetto di studio per tutti questi motivi.

Se siamo terrorizzati dall'invecchiamento, il solo fatto di sapere che esiste un invecchiare bene con tutte le facoltà apposto ci rende di sicuro più ottimisti.

Come è possibile tutto ciò?

Lo stile di vita ha un ruolo chiave nella determinazione di questi fattori, ricordo che lo stile di vita è un insieme di fattori sia di alimentazione che di attività fisiche e non, l'insieme di questi determina la qualità della vita.

Queste zone non sono vicine tra di loro, sono sparse nel mondo eppure chi ci vive gode di questi benefici perché si nutre correttamente e non conduce una vita sedentaria.

Molti degli alimenti consumati da queste persone sono dei cibi sirt, anche nel caso in cui non vengano consumati tutti comunque abbiamo una prevalenza di questi cibi nella dieta. Come secondo fattore si rileva uno scarso se non nullo consumo di carne, la dieta è su base vegetale e nel caso in cui si consumi carne questa non viene mangiata più di due volte a settimana.

In molti sostengono che limitare il consumo di carne apporta numerosi vantaggi anche in termini di sviluppo di malattie future, e questa pare che ne sia la prova.

Queste popolazioni presentano un alto consumo di verdure, legumi e cereali, prodotti che coltivano direttamente. Preferiscono i cereali integrali rispetto a quelli raffinati, assumono la frutta secca come le noci, ricche di omega 3 e aiutano il sistema immunitario a mantenersi in forma.

Rispetto al consumo di carne privilegiano il pesce, è stato dimostrato da diverse ricerche che questa scelta alimentare conduce ad un efficace rallentamento dell'invecchiamento oltre a tutti i benefici legati alla salute del cuore.

Alla fine, si può dire che praticano una forma di digiuno intermittente perché mangiano poche volte al giorno, intervallando i pasti con un periodo in cui non assumano nulla.

Il digiuno intermittente provoca gli stessi effetti dell'attivazione del gene magro, come abbiamo visto attraverso il consumo dei cibi sirt attiviamo il principio che ci permette di andare a consumare i depositi di grasso, con la netta differenza che non dobbiamo sottoporci a rinunce o a periodi prolungati di restrizione calorica importante.

Nell'area di Okinawa le donne smettono di mangiare quando si sentono sazie, hanno sviluppato un comportamento alimentare consapevole evitando le tendenze all'eccesso tipiche della società occidentale.

Per quanto riguarda il consumo di alcol si osserva che è abbastanza diffuso, in molti bevono il vino rosso a pasto, che ha dei benefici riscontrati anche a livello scientifico.

Questa tipologia di dieta è innovativa perché non ci priva ma include molti alimenti, che altri regimi andrebbero sicuramente a togliere visto il maggiore apporto calorico. Se consumati con moderazione questi alimenti come i datteri, il cioccolato e non solo, ci apportano tanti benefici.
Non tutti i vini hanno le stesse proprietà, quelli da preferire sono ottenuti da uve ricche di antiossidanti e nutrimenti.

I migliori in ogni caso sono quelli rossi e in Italia abbiamo fortuna di avere il Pinot nero che è quello più ricco per eccellenza.

Chi vive in queste zone durante la giornata non solo si dedicano al lavoro ma in molti svolgono dell'attività fisica, il fatto di non essere troppo sedentari a dei innumerevoli benefici, rimanendo attivi anche il nostro metabolismo non si ferma.

Inoltre, considerano il sonno come un elemento importante, l'organismo ha bisogno di riposare, dormire poco e male ci conduce ad uno stress non solo fisico ma anche mentale. Anche il riposino pomeridiano fa bene, molte di queste popolazioni lo praticano non come regola fissa, diciamo che hanno imparato ad ascoltare il proprio corpo e a leggerne i segnali in modo da fermarsi quando il fisico lo richiede.

Una vita condotta come un treno in corsa ci porta ad accumulare tanto stress, nel corso degli anni tutte queste cattive abitudini si possono tradurre in malattie o piccoli disturbi che vanno a peggiorare la qualità della nostra vita.

Il sonno è un aspetto fondamentale per la rigenerazione cellulare dell'organismo anche per farci recuperare le energie che abbiamo speso durante il giorno. Il corpo non è una cosa dissociata dalla nostra coscienza, per questo è importante educarsi all'ascolto delle sensazioni che ci provengono dall'organismo, non ci trascuriamo se vogliamo una migliore qualità della vita unita ad un futuro migliore.

La salute è importante e molti disturbi dipendono anche da una cattiva alimentazione, non esiste la scusa di non avere tempo, in quel caso prendiamo in giro solo noi stessi, la dieta va sempre vista come una rieducazione che va a comprendere molte aree di noi e si proietta in un futuro dandoci un benessere e una qualità di vita superiore.

Un ruolo importante è occupato anche dalla spiritualità, il fatto di credere che ci sia qualcosa oltre questa stessa vita rende in un certo senso più leggeri determinati accadimenti, ci fornisce quella forza e quella speranza nel domani che ci spinge ad andare avanti e ad affrontare le difficoltà.

Questo aspetto sottolinea l'importanza di avere uno scopo nella vita, non è da trascurare perché si va a lavorare sulla motivazione e vedere la vita in una certa prospettiva ci consente di non affannarci in cose inutili, ci aiuta a ridurre lo stress e quella sensazione di non contentezza che ci porta sempre verso traguardi irreali.

Queste comunità hanno un altro aspetto importante e riguarda la sfera sociale, mantengono il contatto tra i giovani e gli anziani, un aspetto che nella nostra cultura si va un po' perdendo, ed è un vero peccato, in quanto avere un rapporto con i propri nipoti aiuta a mantenersi attivi sia a livello fisico che mentale. I giovani possono trarre beneficio dalla memoria storica degli anziani mantenendo un contatto con la famiglia di origine.

I fondatori della dieta sirt non si sono limitati ad analizzare determinate caratteristiche degli alimenti, ma si sono spinti più in là cercando di capire cosa permette ad una persona di arrivare ad un età importante, mantenendo tutte le

qualità sia fisiche che psichiche con lievi
segni del tempo.

Gli alimenti sirt vanno ad attivare il gene della magrezza che ci aiuta nello scioglimento dei grassi e quindi a raggiungere un peso forma senza andare a diminuire la nostra massa muscolare, e dando anche quei benefici psicologici che a volte molte diete all'inizio non ci danno, perché con questa alimentazione il nostro umore non subisce sbalzi repentini.

È quindi visibile come una sana alimentazione unita ad un determinato stile di vita, ci conduca non solo ad un fine che potrebbe essere quello del dimagrimento ma ad una cosa molto più importante, una qualità di vita diversa unita ad una prospettiva di longevità, che avviene con tutte le caratteristiche psicofisiche intatte e ci preserva da tante malattie.

Una vita salubre si basa su un alimentazione corretta, un discreto movimento fisico, un rapporto sociale costruttivo, e sul credere che facciamo parte di un tutto più grande di noi, queste sono le basi che conducono ad una vita meno stressata che sa ascoltare i bisogni del corpo e si rispetta, per giungere verso quel futuro che tutti desideriamo migliore.

I cibi che attivano le sirtuine sono 20. Per poter potenziare al massimo la loro azione e per amplificarla è necessario unirli alle proteine che contengono aminoacidi e in particolare la leucina, che si trova in particolare nella carne bianca come il pollo, nel pesce come il salmone, nei molluschi come i gamberetti, nelle uova e nei latticini come il latte. Anche la carne rossa contiene molti aminoacidi, ma in questo caso è importante non abusarne in quanto potrebbe essere nocivo per l'organismo assumerne in quantità elevate. Vediamo ora insieme quali sono i venti cibi sirt e le loro caratteristiche.

NOCI: uno degli alimenti proveniente dagli alberi più antico. Le noci molto spesso non vengono concesse, in quanto sono molto caloriche e hanno un elevato contenuto di grasso ma in realtà sono essenziali per ridurre il colesterolo, diminuire le malattie del metabolismo e perdere peso. È importante non abusarne, è consigliato infatti mangiarne circa tre al giorno come spuntino o aggiunte a un'insalata oppure a un piatto solido cotto al forno. Ricche di acido gallico permettono di attivare in maniera sostanziale le sirtuine. Le sue proprietà non finiscono qui, infatti sono considerate anche un farmaco anti invecchiamento, questo grazie alle sue caratteristiche antiossidanti. Considerate anche cibo per il cervello, sono in grado di rallentare l'invecchiamento cerebrale e diminuire il rischio di contrarre malattie neurodegenerative.

uno dei primi cibi coltivati in Giappone, gode di un'ottima fama. Alimento noto in tantissime leggende, una di esse narra che quando i buddisti percorrevano lunghi viaggi verso le montagne, portassero con sé solamente qualche padella e del grano saraceno. Questo alimento era l'unica cosa di cui si cibavano per settimane intere. Ricco di rutina, un elemento che permette di attivare al massimo le sirtuine, inoltre è molto nutriente e saziante. Ricco di proteine, non contiene glutine quindi è un'ottima alternativa per gli intolleranti.

utilizzato già dagli antichi egizi, come pianta medicinale. Le parti più nutrienti di questa pianta sono le foglie e il cuore, è proprio qui infatti che si trovano gli attivatori delle sirtuine. Da preferire quello verde a quello di colore bianco. Può essere utilizzato sia nei pasti solidi come le insalate, sia nei centrifugati e/o succhi.

sicuramente uno degli alimenti più sottovalutati. Non sono dei frutti ma dei boccioli di fiori. I cespugli di capperi si trovano in tutta la macchia Mediterranea e vengono raccolti a mano e successivamente conservati. Gli studi hanno dimostrato che hanno innumerevoli proprietà antivirali e immunologiche. Già nell'antichità venivano infatti utilizzate come pianta medicinale. Ricchi di nutrienti, favoriscono la produzione delle sirtuine. Hanno un gusto particolare utile per condire e completare un piatto gustoso.

considerato un potente afrodisiaco, nel Medioevo, il suo utilizzo venne vietato ai Monaci. esistono diverse tipologie di questa pianta: quella selvatica e quella da insalata. Ricca di quercitina e kaempferol che attivano le sirtuine. Viene usato anche in cosmesi in quanto vanta notevoli proprietà idratanti e favorisce la sintesi del collagene della pelle. Il suo utilizzo è ottimo per il condimento di insalata e per la composizione di frullati e centrifugati.

composto da luteolina e miricetina forti attivatori delle sirtuine. Più il peperoncino è piccante, più il suo potere sirt è sviluppato. Il migliore è considerato quello thailandese. Se non si è abituati, è consigliato utilizzarne solamente metà oppure togliere i semi. È importante fare attenzione in quanto il peperoncino thailandese è molto più piccante rispetto ai tradizionali peperoncini.

nelle culture antiche, come ad esempio quella dei Maya e degli Aztechi, il cacao era considerato un alimento sacro, tanto che veniva utilizzato come forma di valuta e veniva somministrato ai soldati e ai ricchi durante le feste. È ricco di epicatechina che attiva le sirtuine. Non tutto il cioccolato, però è uguale. Perché abbia un elevato potere sirt, è necessario che contenga almeno l'85% di cacao solido. Qualche quadratino al giorno permette di attivare il metabolismo e perdere peso.

considerato dannoso da molte persone, gli studi hanno dimostrato, che il consumo di caffè garantisce innumerevoli benefici per la saluto. Il caffè protegge il fegato, diminuisce la probabilità di contrarre il diabete e protegge da alcuni tumori e malattie neurodegenerative. Ricco di acido caffeico e acido clorogenico che attivano le sirtuine. È importante berlo nero e senza latte.

noto anche come albero immortale, è una delle piante più antiche e conosciute al mondo. Utilizzato in tutte le diete e soprattutto in quella mediterranea. Sano e buono è un ottimo e indispensabile condimento per ogni piatto. Gli studi hanno dimostrato che questo condimento gode di notevoli proprietà, è considerato un cardioprotettore, diminuisce la probabilità di contrarre malattie comuni ai paesi sviluppati come il diabete, i tumori e l'osteoporosi. Quando si parla di olio è importante che sia vergine, in quanto soltanto questo viene ottenuto attraverso la spremitura meccanica dei frutti che permette di mantenere le sue proprietà e non porta al suo deterioramento. Ottimo cibo sirt, è anche ricco di polifenoli che hanno un potere antiossidante.

è un potente antibiotico e spesso viene utilizzato per curare problemi allo stomaco come le ulcere. Attiva il sistema linfatico per l'eliminazione di prodotti considerati di scarto dall'organismo. Riduce il colesterolo e la pressione sanguigna, inoltre è importantissimo e indispensabile per la perdita di peso.

negli ultimi anni è divenuto alimento indispensabile in ogni tipologia di dieta. Facile da reperibile, è un ortaggio autoctono e molto comune. È composto da kaempferol e quercitina che sviluppano le sirtuine. È possibile utilizzarlo nelle insalate oppure nei frullati e centrifugati di verdura.

l'introduzione dei datteri Medjool nella dieta può essere una sorpresa, soprattutto se si pensa che questo alimento è composto dal 70% da zucchero. Quando pensiamo allo zucchero subito ci viene in mente l'aumento di peso, questo perché lo zucchero che in generale usiamo è raffinato. Al contrario, i datteri Medjool contengono uno zucchero non raffinato che non fa aumentare il livello di glicemia nel sangue, anzi perme di diminuire il rischio di insorgenza del diabete o di malattie cardiache. Inoltre tale zucchero permette di attivare le sirtuine e quindi di perdere peso e aumentare il metabolismo.

famoso già nell'Antica Roma, spesso veniva utilizzato per guarnire e decorare le pietanze. Ricco di apigenina e miricetina che permettono l'attivazione delle sirtuine. Il prezzemolo è un alimento unico in quanto solamente in questo cibo è contenuta un'elevata quantità di tali sostanze.

o radicchio, vanta una storia affascinante. Questo ortaggio è stato scoperto per caso nell'ottocento da un contadino belga che conservò le sue radici e le piantò nel suo orto. Da qui la nascita della cicoria rossa. La luteolina, nutriente presente nel radicchio, permette l'attivazione delle sirtuine. Dal sapore dolce ma con un retrogusto amaro, dona un tocco gustoso a ogni pietanza. Se non si trova in commercio la cicoria rossa, in alternativa si può utilizzare quella gialla.

ha proprietà energetiche così forti, che già nelle culture antiche veniva utilizzata e venerata. Gli egizi, ad esempio la consideravano un oggetto di culto e la disegnavano come simboli di vita eterna. Durante le olimpiadi greche, veniva somministrata agli atleti per migliorare le loro prestazioni. Ricche di quercitina sono ottime per l'attivazione delle sirtuine. Per mantenere inalterate le sue proprietà, è consigliato mangiarle crude. Inoltre è importante che le cipolle siano rosse in quanto contengono un maggior numero di quercitina.

è lo sirtfood per eccellenza. La dieta sirt nasce infatti dallo studio dei componenti di questa bevanda. Il resveratrolo, e il piceatannolo, sono ritenuti una delle spiegazioni chiave della lunghezza della vita e delle figure snelle associate con il tipico stile di vita francese. Questi nutrienti inoltre attivano le sirtuine. Il vino che contiene il più elevato contenuto di resveratrolo è il Pinot nero.

SOIA: elemento base della dieta orientale, molti studiosi hanno scoperto che longevità e i bassi tassi di tumori delle popolazioni asiatiche sono dovuti proprio all'assunzione di questo alimento. I nutrienti di cui è composta, favoriscono inoltre l'attivazione delle sirtuine. Oltre alle sue proprietà benefiche rende i piatti gustosi e saporiti.

ricche di fisetina, sono ottime per l'attivazione delle sirtuine. Inoltre, contengono una bassissima quantità di zuccheri. Gli studiosi hanno scoperto, che l'introduzione delle fragole nella dieta, riduce la richiesta di insulina da parte dell'organismo, questo rende le fragole una fonte di energia a lento rilascio.

chiamata anche Oro Indiano, è indispensabile nella dieta sirt. Da sola l'India genera l'80% della produzione mondiale di tale spezia. Oltre ad attivare le sirtuine e quindi velocizzare il metabolismo, la curcuma nel mondo orientale viene usata per curare i disturbi della pelle come acne e psoriasi. Inoltre migliora i livelli di colesterolo e di zucchero nel sangue.